Colomb.

Te $^{66}_{120}$

DE L'ASILE

DÉPARTEMENTAL

DES ALIÉNÉS

ÉTABLI A DOLE,

par M. Honoré **Colomb,**

MEMBRE DU CONSEIL GÉNÉRAL DU JURA.

APERÇU SUR SA DESTINATION ET SES BESOINS.

LONS-LE-SAUNIER,

DE L'IMPRIMERIE DE COURBET.

1841.

DE

L'ASILE DÉPARTEMENTAL
DES ALIÉNÉS.

ÉTABLI A DOLE.

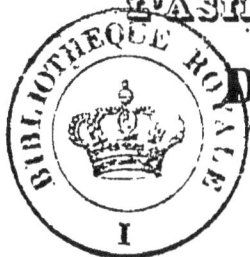

APERÇU SUR SA DESTINATION ET SES BESOINS.

Le Jura possède une de ces pieuses institutions dont s'honorent les peuples civilisés, parce qu'elles ont pour objet de soulager une des plus cruelles infirmités humaines; il la trouve encore à son enfance, récemment substituée à un établissement d'un autre ordre qui n'a eu qu'une chétive existence, mais sous l'impression d'une loi nouvelle qui l'appelle à grandir.

Nous nous proposons de signaler ce dernier caractère dans le présent aperçu, résultat des études auxquelles nous nous sommes livrés pour satisfaire à un devoir de nos fonctions électives; sa première partie, consacrée à des réflexions générales, éclaire la seconde, toute spéciale sur l'asile jurassien; nous tirons celle-là d'un opuscule inédit que nous avons composé sur l'organisation et les attributions des conseils-généraux où elle forme un chapitre sous le titre que nous lui conservons ici:

PREMIÈRE PARTIE.

DES ASILES D'ALIÉNÉS.

L'aliénation mentale est une maladie qui, frappant l'homme dans son existence intellectuelle plus que dans son organisation physique, l'expose non moins que les personnes dont il est entouré à des dangers de toutes sortes: c'est un fléau justement redouté qui semble croître avec la civilisation, et tient incessamment éveillé la sollicitude du médecin, du philosophe, et de l'administrateur: la loi récente du 30 juin 1838 s'en est occupée d'une manière spéciale.

1841

Un mal aussi cruel qui., comme tant d'infirmités humaines, attaque les personnes de tout sexe et de toute condition, bien qu'il paraisse sévir dans les villes plus que dans les campagnes, offre une grande variété d'espèces, que les hommes de la science étudient avec des soins particuliers, pour appliquer à chacune les moyens curatifs qui lui sont propres, comme pour indiquer les précautions que l'autorité publique peut ou doit prescrire dans un intérêt social; de là, plusieurs ordres de classifications dont nous présenterons d'abord une esquisse.

La privation de l'intelligence, du sens ou de la raison étant un caractère de l'aliénation mentale, le droit civil ne reconnaît, dans les faits exclusivement personnels à l'être qui en est atteint, aucune volonté productive d'engagement; il ne permet donc pas que ces faits soient imputés à faute ou à délit; il les range du reste sous trois catégories: l'imbécillité, la démence et la fureur. L'actualité de l'état d'aliénation s'apprécie au moment où les accidens surviennent, bien qu'ils ne soient ni fréquents, ni habituels; mais c'est seulement lorsqu'il y a habitude constatée que l'autorité judiciaire peut prononcer une interdiction qui place le malade sous le pouvoir d'un tuteur ou la surveillance d'un conseil.

Dans l'ordre médical, dont les nombreuses divisions n'ont rien d'absolu, et qui tire plusieurs sous-divisions de la différence d'âge ou de sexe, on compte principalement :

La manie, indice d'un désordre général né d'une exaltation excessive ;

La monomanie ou la mélancolie, signalant un désordre spécial né d'une semblable cause ;

La démence, révélant chez l'adulte l'affaissement ou l'anéantissement de la raison ;

L'imbécillité ou l'idiotisme, caractère d'un affaissement semblable mais natif.

Une triste analogie ajoute à ces diverses espèces l'épilepsie dont les accès, toujours accompagnés de quelque délire, amènent avec le temps le dépérissement des facultés intellectuelles; on tient généralement qu'un huitième des épileptiques est atteint de manie.

L'administrateur, tout en se référant à ces divisions diverses, admet un ordre particulier de classification, et distingue principalement :

L'insensé curable ou incurable ;

Tranquille ou dangereux (Sous cette dernière qualification sont compris tous ceux dont l'état d'aliénation compromet l'ordre public ou la sûreté des personnes);

En traitement ou en simple surveillance ;

Propre ou gateux (qui se salit habituellement) ;

Indigent ou subvenant à ses dépenses soit par ses propres ressources, soit par celles de sa famille ;

Appartenant au département ou étranger à cette circonscription.

Il doit néanmoins être remarqué que l'aliéné en apparence tranquille, peut, par l'effet d'une monomanie à peine aperçue, attenter à la vie d'autrui ou à la sienne propre ; tel autre, sans être précisément furieux, est dominé par un penchant irrésistible à des destructions matérielles.

Le traitement auquel il est nécessaire de soumettre les insensés a fait des progrès comme tout ce qui appartient à la civilisation ; il est, non pas abandonné à la famille dont la sollicitude est fréquemment impuissante ou inactive, mais confié à des établissements spéciaux, sous la direction de l'autorité publique ; là il offre un mélange d'égards et de contraintes, de séquestration de la personne et de liberté dans ses actions, de soins curatifs et de mesures de sécurité qui produisent de forts bons effets. Les réglements ministériels donnent à ces établissements la qualification d'*asiles publics d'aliénés* qui, sans répondre parfaitement à leur destination, sert du moins à les distinguer des autres maisons hospitalières dont il convient qu'ils soient soigneusement séparés et isolés ; ils réservent le nom d'hôpital pour l'établissement qui reçoit et traite les indigens affligés d'autres maladies ; le mot hospice indique celui qui admet et entretient les vieillards, les infirmes incurables, les orphelins, les enfants trouvés ou abandonnés.

Les asiles publics, investis d'une haute mission de bienfaisance, d'ordre et de sécurité publique, sont établis aux frais des départements ; ils tiennent individuellement lieu d'une personne ayant en propre son existence, son état et ses droits civils, à l'instar des autres établissements charitables, se mouvant conformément aux règles ordinaires de ceux-ci toutes les fois que les lois spéciales se taisent ou n'y sont pas contraires. Ils ont à accomplir trois sortes principales d'obligations qui sont indépendantes d'un double service exclusivement administratif et financier :

1° Procurer le traitement de l'insensé, quelle que soit sa condition, et sa guérison si elle est possible ;

2° Donner refuge et assistance à l'insensé curable ou non

qui est dans la misère ou qu'il serait dangereux de laisser à lui-même ;

3° Préserver la société des dangers ou de l'abus comme du spectacle repoussant de toute divagation qui blesse la décence, offense les mœurs ou compromet soit la sûreté des personnes et des propriétés, soit la dignité humaine.

Le but, bien certainement, est mieux atteint dans les établissements réglés sur une grande échelle, et où les ressources abondent ; le grand nombre de malades et la diversité des espèces d'aliénation y rendent les enseignements plus fructueux en même temps qu'ils nécessitent et facilitent plus de développements, d'ensemble et d'efficacité dans l'étude, la préparation et l'emploi des moyens ou procédés curatifs de toutes sortes. L'asile par exemple est en voie de satisfaire à sa destination, lorsqu'il réunit, dans une enceinte bien exposée et sagement limitée, des appartements et des dépendances en harmonie avec les besoins de notre époque de progrès ; entre autres, un quartier pour chaque espèce principale de folie avec des sous-divisions pour chaque sexe et pour chaque catégorie de malades en traitement ou en simple surveillance, avec une infirmerie pour ceux qui joignent à l'état d'aliénation quelque autre espèce de mal ; des promenoirs et des jardins emplantés d'arbres et parsemés d'ateliers ; un appartement pour le directeur et un autre pour le médecin, obligés tous deux de résider dans l'intérieur de l'asile : une ferme à petite distance est une autre accessoire fort utile ; les convalescents en particulier en usent avec de notables avantages pour eux-mêmes non moins que pour la maison.

Le médecin, sur qui repose la responsabilité du régime sanitaire, et qui doit en être le maître absolu, peut soigner communément 150 à 200 insensés en traitement ; les incurables auxquels il n'est pas nécessaire qu'il donne des soins particuliers, ne comptent pas dans ce nombre que l'asile où les deux catégories sont admissibles, peut, sans inconvénient, porter à 300. On peut encore obtenir plus d'avantages en assignant les hommes à un asile et les femmes à un autre ; c'est ainsi que dans le département des Côtes-du-Nord, l'asile reçoit exclusivement ceux-là, tandis que dans la Lozère, l'asile est assigné aux femmes.

L'asile s'occupe de la première de ses trois obligations principales, tant qu'il y a espoir de guérison ; et de toutes simultanément, tant que l'état d'infirmité n'a pas entièrement cessé. Il s'ouvre pour l'entrée, à la demande des personnes intéressées, ou d'office sur un ordre du préfet qui, dans tout cas de danger imminent, est suppléé par le maire du lieu où se trouve le malade, à la charge d'en référer sans retard au premier magistrat; il s'ouvre pour la sortie, lorsque la guérison est constatée, ou lorsque cette sortie régulièment demandée ne compromet pas l'ordre public.

L'admission et la retenue dans l'asile sont accompagnées de précautions qui en garantissent la nécessité. L'individualité de tout malade soumis au régime spécial, son état mental avec les diverses circonstances qui y sont afférentes, ses relations de famille ou d'amitié avec les personnes qui présentent quelques réclamations à son sujet, et l'impartialité des médecins consultés, deviennent l'objet de recherches et de constatations sérieuses, discrètes et intelligentes, tant avant l'entrée que pendant la résidence dans l'asile; le préfet ou ses délégués, le président du tribunal civil, le procureur du roi, le juge de paix et le maire sont appelés tour à tour ou simultanément, à de fréquentes visites.; les parents, les amis, le tuteur ou l'administrateur; les personnes qui ont requis le placement, ou le procureur du roi, sont en tout temps admissibles à demander la sortie devant le tribunal civil qui prononce urgemment, sans frais ni indication de motif; le directeur et les autres agents attachés à l'asile ne doivent opposer aucun obstacle à la présentation de ces sortes de demandes, et bien moins encore à l'exécution des ordres émanés du préfet ou du tribunal.

Un directeur essentiellement responsable est préposé à l'administration de l'asile et en assure les services, sous l'autorité du ministre de l'intérieur et du préfet du département; un médecin en chef y est institué avec pleine et entière autorité sur tout ce qui se rapporte au régime sanitaire; l'un et l'autre sont nommés par le ministre qui fixe leurs traitements., mais qui peut réunir sur la tête du médecin le titre de directeur.

Une commission de cinq membres nommés par le préfet, et exerçant une mission consultative et d'inspection qui pourrait être plus étendue sans inconvénient, surveille toutes les parties des divers services, exprime son avis sur les principaux actes d'administration, et signale au préfet tous les besoins, soit de l'établissement, soit des personnes qui y sont placées; le directeur et le médecin ont entrée aux séances, avec voix consultatives; mais ils se retirent lorsque la commission délibère sur le compte d'administration ou sur quelque rapport à adresser directement au préfet. La commission est de plein droit administratrice provisoire des personnes non interdites, qui sont placées dans l'asile, et désigne pour chacune d'elles celui de ses membres qui doit en remplir les devoirs; elle fait employer dans l'intérieur, mais au profit de l'aliéné, les deniers dont elle opère le recouvrement; néanmoins, c'est le réglement du service intérieur qui détermine l'emploi des produits du travail individuel que le médecin prescrit ou autorise.

Les malades que l'autorité publique fait placer dans un asile, y sont conduits avec tous les ménagements que permet leur malheureuse position, sans qu'on puisse les mélanger avec des condamnés ou des prévenus, ni les déposer dans une prison. Les hôpitaux et les hospices, lorsqu'il en existe dans les lieux de passage, reçoivent et soignent ces malades pendant le trajet; à leur défaut, l'autorité municipale procure un logement et les soins convenables.

Les commissions administratives des établissements hospitaliers peuvent, avec l'assentiment de l'autorité à qui elles sont subordonnées, consacrer au traitement des aliénés un quartier particulier qui soit en état d'en recevoir et soigner simultanément cinquante au moins; alors elles soumettent à l'approbation du ministre le réglement du service intérieur; et à l'agrément du préfet, le choix d'un préposé responsable qui doit se conformer à toutes les règles d'ordre concernant les aliénés; ce quartier forme ainsi un asile public comme l'établissement dont il dépend, c'est-à-dire simplement municipal et non départemental.

Un asile d'aliénés peut aussi être l'objet d'une entreprise particulière qui en retire les profits en compensation des charges; il est préalablement autorisé par le gouvernement qui soumet le directeur à toutes les obligations précisées dans l'ordonnance royale du 18 décembre 1839, il prend alors le titre d'asile privé; l'autorité publique en surveille les services; le préfet, en particulier, les fait exécuter d'office lorsqu'il y a suspension ou autres obstacles de la part du directeur ou de ses agents; ici, toutefois, les admissions et le prix de pension se règlent de gré à gré.

Des observateurs fort judicieux font remarquer avec raison qu'un asile privé peut difficilement atteindre aux développements désirables et offrir tous les avantages que les malades trouvent dans les asiles publics de département;

ici les développements de toutes espèces sont possibles et moins contrariés, les besoins sont rarement aux prises avec les spéculations privées, et un contrôle non moins continu qu'hiérarchiquement réglé sur les diverses branches de service assure l'accomplissement de tous les devoirs ; mais là, des embarras de plusieurs sortes surviennent plus fréquemment, l'intérêt du malade est en contact perpétuel avec celui des spéculateurs, et l'intervention incessante d'un modérateur aussi puissant qu'impartial devient extrêmement difficile, si ce n'est pas impossible.

Nous arrivons maintenant à un autre ordre d'explications : nous avons à faire connaître les principales bases du réglement des dépenses occasionnées par les insensés et les conséquences de diverses situations de comptabilité.

En règle générale, le département, qui ne possède pas d'asile est tenu d'en créer un ; cependant la création ne s'opère qu'en vertu d'un vote formel du conseil général.

Par exception, si le conseil ajourne la création, ou provisoirement jusqu'à ce que l'asile soit susceptible de recevoir et soigner les aliénés, le préfet doit traiter avec un asile du voisinage pour y faire placer et traiter les malades de la circonscription départementale. Le traité qu'il passe avec un asile public ne fixe aucun prix par un motif que nous indiquerons bientôt ; il en est autrement de la convention avec un asile privé qui doit déterminer le prix ainsi que les autres conditions du placement ; dans l'un ou l'autre cas, le préfet prend l'avis motivé du conseil général et l'approbation spéciale du ministre.

L'asile a droit au remboursement des dépenses qu'occasionnent les aliénés, tant pendant leur séjour que pour leur transport au moment de l'admission ; le réglement individuel de cette comptabilité s'établit d'après les bases suivantes :

Les frais de transport opérés par les soins de l'autorité municipale sont liquidés par le préfet sur le vu des mémoires dûment vérifiés.

Le préfet fixe chaque année le tarif par journée moyenne des dépenses de l'entretien, du séjour et du traitement provisoire des aliénés dans les hôpitaux où hospices ; leurs commissions administratives restant chargées des soins et des frais de l'appropriation du local, sauf à demander, s'il y a lieu, une subvention de secours extraordinaire au département ou à l'Etat.

Le préfet fixe aussi chaque année, et par journée moyen-

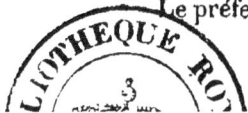

ne, le tarif des dépenses de l'entretien, du séjour et du traitement des aliénés dans tous les asiles publics de l'intérieur du département ; c'est ce tarif qui sert de règle dans l'étendue de la circonscription, non-seulement pour les malades qui lui appartiennent, mais encore pour ceux des départements étrangers qui y sont reçus.

Le préfet consulte relativement à ces tarifs la commission de surveillance et le conseil général ; il peut en former plusieurs classes, avec un prix de pension spécial pour chacune ; par exemple, celle des malades entièrement à la charge de leurs familles ou des départements étrangers ; celle des pensionnaires qu'il convient d'entourer des commodités et des agréments compatibles avec leur malheur, etc, etc.

Un tarif particulier doit être établi pour les aliénés tranquilles ; le conseil général règle, sur la proposition du préfet et avec l'approbation du ministre, les circonstances, les formes et les conditions de leur admission ; il ne peut qu'exprimer un vœu lorsque le préfet s'abstient de faire des propositions.

Le conseil général, en s'occupant de la nouvelle institution des asiles publics, y apercevra sans nul doute les germes d'un avenir grandissant incessamment par la sollicitude non moins active que bienveillante des administrations spéciales, sous la protection incessante et éclairée de l'administration supérieure ; désormais ces établissements recevant d'heureux et progressifs développements, ne seront pas moins précieux pour les familles douées de la fortune que pour celles plongées dans la misère ; ils seront recherchés avec empressement par les unes comme par les autres, pour la guérison de toutes les espèces de ce mal cruel, non moins que pour les autres soulagements que l'humanité réclame.

La charge du remboursement pèse en premier ordre sur l'aliéné ; et, à son défaut, sur les parents qui sont obligés de lui fournir des aliments. Ces débiteurs indirects sont donc le conjoint, les ascendants, les descendants, leurs alliés, tous dans la proportion de leur fortune et des besoins de l'aliéné ; le tribunal civil, en cas de discordance, est seul compétent pour régler ces sortes de contestations. Les recouvrements s'opèrent à la diligence de l'administration des domaines et de l'enregistrement.

Le département, qui est grevé de cette charge au défaut des aliénés et de leurs parents, peut y faire concourir les communes; toutefois l'obligation se concentre dans le domicile de l'aliéné, ce qui donne lieu au compte que les départements se rendent les uns aux autres, à raison des dépenses que celui-ci occasionne lorsqu'il est traité dans l'asile d'un ressort étranger. La recherche de ce domicile n'est pas soumise aux règles du droit civil, mais à celles de la législation spéciale sur le domicile de secours; elle trouve donc son principe dans la loi des 24 et 27 vendémiaire an 2, dont les indications, consignées au titre 5, ont conservé de l'actualité. Le lieu de la naissance en est un élément naturel, mais il se détermine par le domicile réel de la mère; le domicile de secours peut d'ailleurs être refusé à l'individu qui quitte celui d'origine, sans justifier d'un passe-port et de moyens d'existence; il ne s'acquiert que par un an de séjour depuis son inscription dans le registre municipal; l'insensé étranger à la France, appartient au département où il a été recueilli, parce que l'Etat n'est pas grevé de dépenses de cette nature.

Le conseil-général, sur l'avis du préfet et avec l'approbation du gouvernement, propose la base du concours réclamé de la commune, en ne perdant pas de vue qu'il s'agit d'un simple concours; car, en principe, la dette est publique départementale; mais on y appelle la commune pour l'intéresser à ce qu'il ne se fasse pas d'admission abusive. Il ne peut donc pas être question de la soumettre au remboursement intégral de la dépense, mais d'en fixer la proportion avec équité; dans cette occurence, le gouvernement indique pour principales bases, le revenu ordinaire des communes avec une progression ascendante de manière à ce que le concours ne dépasse pas le sixième pour un revenu de 5 à 20 mille francs; le cinquieme pour celui de 20 à 50 mille francs; le quart, pour un revenu de 50 à 100 mille francs, et le tiers pour un revenu supérieur; du reste, l'obligation du concours n'affecte la commune, qui a un revenu moindre de 5 mille francs, qu'autant que ce concours ne compromet pas ses autres services. Dans tous les cas, les bases du concours peuvent être plus élevées pour les malades tranquilles, et l'application de ces bases appartient exclusivement au préfet.

L'asile créé aux frais du département, mais qui ne peut subsister par ses propres ressources, a encore droit à des subventions qui en comblent le déficit. Ces subventions sont réputées charges ordinaires, jusqu'à concurrence de toutes les parties du service annuel; mais extraordinaires, d'uti-

lité départementale, pour tout ce qui est en dehors de ce
service. Chaque année, le préfet, après avoir examiné et
fait régulariser les diverses parties de la comptabilité, les
soumet au conseil-général avec un rapport explicatif et ses
propres propositions; le conseil, à son tour, vérifie la situation des divers services, présente les observations ou
exprime les vœux d'amélioration dont il les juge suscepti-
bles, et accorde, sauf l'approbation de l'autorité compé-
tente, les subventions nécessitées par les besoins légitimes
de l'établissement.

DEUXIÈME PARTIE.

DE L'ASILE DE DOLE.

Les créations d'intérêt général sont, aussi bien que les
autres entreprises raisonnables, soumises à des règles d'ordre et de prévoyance qui en déterminent quelquefois l'a-
journement; ainsi aurait-il pu en arriver de l'asile de Dole,
si le Jura n'eût pas été dominé par des circonstances qui ne
lui laissaient pas la liberté du choix; ainsi encore pourrait-
il en arriver des développements de cette création, s'il (le
Jura) ne subissait pas aujourd'hui une nécessité nouvelle,
celle des améliorations progressives.

En effet, l'ancien couvent des Carmes fut consacré par
décret impérial à un dépôt de mendicité qui n'a guère
existé que de nom. L'appropriation et l'ameublement de
ses divers quartiers n'étaient pas achevés, lorsque survin-
rent les désastreuses invasions; et avant d'en ouvrir les por-
tes en 1816, le conseil général dut signaler les sérieux
obstacles que rencontrerait l'exécution des projets de l'em-
pereur; des idées plus philantropiques encore ont germé
depuis dans les populations et signalé des besoins ou plus
pressants ou plus réalisables; aussi chaque année le conseil
a dû modifier ses résolutions pour les mettre en harmonie
avec l'état du département.

Nous comprenons fort bien les hésitations ou les embarras qu'ont rencontrés des essais vaguement indiqués par
l'opinion et contrariés peut-être par la législation, le système gouvernemental, la penurie des ressources ou tout
autre cause moins aperçue à mesure qu'on s'éloigne des
époques, et nous protestons d'avance contre toute intention
de critiquer ou blâmer ce que l'administration et ses agents

ont fait ou omis ; un tout autre besoin nous presse, c'est celui de faire arriver l'asile à la destinée que lui promet la loi de 1838.

Deux ans auparavant, c'est-à-dire en 1836, une commission d'enquête, temporairement instituée par le préfet à la demande du conseil général, constata que le dépôt de mendicité entretenait la vie animale chez douze pensionnaires à la charge de leurs familles et cent indigents à la charge du département ; mais à côté de cette aumône en quelque sorte matérielle, s'offrait le spectacle non moins étrange qu'affligeant de cette population abandonnée à un misérable abrutissement, sans qu'il fût rien tenté pour l'en tirer. Des enfant. confondus dans cette foule étaient rendus à la société avant d'avoir reçu les enseignements élémentaires dus à tous les enfants ; les fous, laissés sans traitement spécial, vivaient pêle et mêle avec les individus valides ; les ateliers, en partie supprimés faute d'emploi, ne cheminaient qu'à certains intervalles et encore leur fallait-il le concours d'ouvriers appelés du dehors ; les indigents convenablement entretenus au dépôt en recevaient des primes de travail et les consommaient sur place sans règle ni contrôle. Les bâtiments qui, dans leur ensemble offraient un site salubre et un aspect agréable, étaient restaurés à grands frais ; cependant des accidents de la plus grande gravité avaient été occasionnés par la mauvaise disposition de quelques logements ; des constructions mal saines étaient pressamment demandées ; la nécessité de réparations tout-à-fait essentielles n'était point aperçue. Le gouvernement n'avait ni changé le régime du dépôt, ni fait inspecter ses divers services ; il avait laissé ceux-ci aux soins d'un agent dominateur qui administrait, gérait, liquidait et payait ; d'un agent qui était tout à la fois directeur et préposé aux recettes, administrateur et économe, ordonnateur et payeur, surveillant et surveillé ; le médecin n'était appelé et l'infirmerie ouverte, que pour les maladies accidentelles.

Le conseil général, après avoir étudié cette déplorable situation, ne pensa pas que le département dût renoncer à utiliser des logements chèrement édifiés, et dont on pouvait facilement corriger quelques défectuosités ; il adopta, au contraire, des résolutions propres à en améliorer la destination. Il demanda que l'établissement restât exclusivement consacré aux indigents atteints d'aliénation mentale, d'épilepsie ou d'infirmités repoussantes, et reçût le nom analogue de *Maison des aliénés ;* qu'il fût en conséquence pourvu d'une administration organisée dans cette vue, et d'un service de santé incessant pour toutes ces espèces d'infirmités; il signala aussi quelques réparations indispensables pour qu'il fût satisfait à ces devoirs de tout ordre, matériel, moral, sanitaire, par exemple. Ses demandes furent renouvelées l'année suivante, et le préfet en admit le principe par un arrêté spécial du 12 novembre 1837; ce magistrat recueillait en même temps des documents sur la rédaction d'un réglement du service intérieur.

En 1838, la loi sur les aliénés était rendue et provoquait des délibérations du conseil-général, mais le préfet n'avait pas achevé ses recherches; dès-lors, le conseil dut se borner à affecter la maison de Dole au nouveau service public des aliénés; toutefois, il réserva un quartier temporaire pour les indigents atteints d'autres infirmités dont l'admission avait précédé le nouveau régime.

En 1839, le provisoire ne cessa pas, parce que le ministre recommandait d'attendre les *réglements généraux* dont il s'occupait lui-même; il fut seulement pourvu à quelques nécessités pressantes: le conseil, par exemple, autorise le préfet à négocier avec son collègue du Doubs un traité qui admettrait les insensés de ce département dans l'asile jurassien; à Dole, on tenait alors pour certain que cet asile était susceptible d'améliorations et de développements qui le rendraient tout-à-fait précieux pour les contrées environnantes.

En 1840, le provisoire s'est prorogé parce que le ministre s'occupe encore d'un réglement du service intérieur; mais comme l'année précédente le conseil a adopté quelques résolutions d'urgence et a persévéré dans le projet de traiter avec le département du Doubs.

Ainsi, l'ancien dépôt de mendicité est définitivement constitué en asile public d'aliénés; mais il attend l'organisation administrative et médicale, ainsi que le réglement du service intérieur qui doivent le mettre en action conformément à la loi.

Il nous a été communiqué, depuis, deux écrits concernant cet asile; l'un du sous-préfet de l'arrondissement, l'autre du docteur qui a dirigé dans un temps l'asile privé dit des Capucins. Leur lecture nous a donné lieu de revoir la rédaction de la première partie de notre aperçu exposant des théories générales consacrées par la loi ou admises par le gouvernement; nous n'avons rien eu à y changer, et le temps nous apprendra si nous nous sommes égarés.

Quant à la seconde partie, nous nous en sommes occupés pour fournir notre contingent dans l'examen de quelques questions, de simple application et d'un intérêt moins général, sur lesquelles les opinions sont divergentes tout en étant dictées par un égal desir du bien ; nous ferons du reste remarquer que notre polémique reste en dehors des points que le ministre est en voie de résoudre par un réglement uniforme pour tous les départements.

La pensée de borner l'asile départemental à un simple service d'indigents dont les dépenses et les développements seraient moindres que celui des personnes aisées, a pu se produire et dû prévaloir en 1836 ; le département était alors en présence du piteux dépôt de mendicité ; l'humanité commandait de l'en sortir, mais la législation ne conseillait, ne protégeait pas une transformation plus complète. Cette pensée aujourd'hui devient inconciliable avec la loi qui trace d'autres devoirs et crée de nouveaux besoins; car l'asile public s'ouvre aux personnes de tous les rangs, de toutes les conditions, de toutes les fortunes, sur l'ordre de l'autorité publique. Doit-il en résulter que toutes seront confondues par sexe, ou par espèce de maladie? Eh mon dieu non ! chacune d'elles, sans nul doute, a droit aux devoirs d'humanité, de sociabilité, de charité fraternelle qui nous commandent de nous secourir et de nous aimer les uns les autres ; mais aussi, chacune d'elles a droit aux soins plus particuliers qu'exigent sa situation et la puissance de ses ressources personnelles.

L'asile doit donc être préparé pour satisfaire à cette diversité de devoirs, comme les tarifs réglés dans la proportion des dépenses occasionnées; quand cet établissement sera ainsi disposé au vu et su de tous, nulle famille ne redoutera d'y placer ses parens, nulle autorité ne reculera devant la nécessité d'y envoyer un citoyen jusqu'alors justement considéré.

Les asiles les plus en réputation n'ont guère commencé autrement que celui de Dole ; mais assurément ils ne se sont pas eux-mêmes créé des obstacles, ils n'ont pas tenu, pour instrument secondaire qu'on peut se dispenser d'appeler dans les conseils, l'homme qui est l'âme du régime sanitaire, qui réunit à son titre de médecin en chef une bonne philosophie et la science de son art. Il y a eu en effet dans l'administration du dépôt de mendicité une tendance fortement prononcée et qui se prolonge trop à tout personnifier dans le directeur ; aujourd'hui l'asile doit abandonner ce vieux errement parce que sa prospérité est essentiellement attachée à ce que les chefs des deux principaux services aient chacun dans sa sphère cette noble indépendance et cette juste considération que protégent et concilient également les lois et les intérêts du nouvel établissement.

Le chiffre des dépenses nous touche assez peu, par ce qu'il y a là une de ces semences dont les fruits ne se pèsent pas au poids de l'or : il sera toujours trop élevé, quelle que soit la réduction qu'on lui fasse subir, s'il ne met pas l'asile en état de remplir sa haute mission ; il sera au contraire un grand bienfait, quelle que soit son élévation, si l'asile reçoit ses développements à mesure que les besoins se manifesteront.

Les dépenses, du reste, ont deux natures distinctes: celles d'établissement ; puis celles des divers services de chaque année.

Les premières, après avoir été soumises aux études usitées, ont un caractère de nécessité qui les rend obligatoires pour le département; aussi a-t-il été pris des mesures pour subvenir aux indications faites jusqu'à ce jour. Un nouveau développement, il est vrai, peut être déterminé par des succès obtenus ou d'autres causes légitimes, accroître le chiffre des prévisions ordinairement empreintes d'incertitude, rendre même la charge trop pesante; mais alors le Jura ne réclamerait pas en vain une subvention de secours extraordinaire sur la seconde partie du fonds commun.

La situation particulière de l'asile de Dole commande aussi d'étudier avec soin un autre mode d'établissement qui conserverait les développements si utiles pour un personnel de malades aussi nombreux , et multiplierait leurs aisances sans surcroît de dépenses ; on atteindrait ce semble un résultat aussi précieux en s'accordant avec un département voisin pour que les insensés des deux sexes fussent placés dans deux asiles distincts mais également publics.

En ce qui touche les dépenses annuelles , le gouvernement a adopté un système basé sur des expériences qui ont reussi ailleurs ; l'asile subvient par ses tarifs aux charges qui se mesurent sur les besoins les plus légitimes; si une exception se signale à Dole , elle donnera lieu d'en étudier les causes et les remèdes ; mais la réprobation du système avant cette épreuve spéciale ne serait pas motivée.

La fixation des traitements du directeur et du médecin ne nous préoccuperait pas, si nous adoptions complètement les observations présentées sur ce point au nom de l'asile ; nous avouons sans honte que nons ne possédons pas des éléments de conviction, et que nous ne refusons pas confiance aux lumières et à l'équité du ministre. Nous supposons néanmoins la séparation des titres qui est décrétée en principes, et qui ne peut que mieux assurer l'accomplissement de tous les devoirs, mais nous ne concevons pas qu'on puisse réunir aucune fonction comptable sur la tête du directeur: ç'a été, pendant l'existence du dépôt de mendicité, un abus qui mettait obstacle aux améliorations morales tout au moins; les règles observées dans les établissements charitables, défendent d'ailleurs cette confusion, et prescrivent un contrôle vigilant qui fait nécessairement défaut lorsque le surveillé n'est autre chose que le surveillant.

L'existence de l'asile privé dit des Capucins, en concurrence avec l'asile public, n'a pas d'importance à nos yeux, et ne saurait changer notre manière de voir ; si nous n'avons pas à contredire ses titres à la confiance, il est du moins évident que l'état actuel des choses ne favorise plus la supériorité qu'il a eue sur le dépôt de mendicité. La transformation de ce dernier établissement vieilli avant terme, inocule une vie nouvelle à l'asile qui lui succède et l'entoure de la protection efficace et toute particulière de l'administration publique ; que l'établissement ainsi rajeuni consulte donc ses véritables forces et y ait foi ; alors il s'apercevra que la concurrence privée ne peut fournir de comparaison qu'en sa faveur.

L'asile donne l'hospitalité aux insensés, mais la loi écrite rend cette obligation moins stricte envers ceux qui sont réputés tranquilles; nous avons vu, en effet, que leur admission est subordonnée à des conditions que le conseil-général détermine d'une manière particulière; il y a là, ne nous y trompons pas, moins une exception absolue ou destructive des principes qu'une remise simplement dilatoire jusqu'à un moment plus opportun ; car il est manifeste, par exemple, que l'asile jurassien ne peut pas être inopinément approprié à toute sa destination ; dès-lors, il s'ouvre en premier ordre pour les aliénés dangereux; il s'ouvrira pour les autres aussitôt que l'appropriation de l'établissement le permettra. Nous tenons pour fort inexactes les explications qui sont en dehors de cette pensée dans le texte de la dernière délibération que le conseil a prise sur cette matière ; nous nous croyons donc dans la bonne voie en présentant le service de cette espèce d'infirmité comme une des conséquences de la loi et en réclamant pour qu'on adopte les moyens d'en compléter l'application.

En présence du mouvement des esprits qui seconde si puissamment toutes les inspirations généreuses, mais surtout lorsque la loi rend nécessaires les asiles publics et que l'administration se montre fermement résolue à généraliser le degré d'utilité qui autre part les fait rechercher des familles de tout état, de toute condition, de toute fortune, celui du Jura devra bien un jour s'ouvrir pour les insensés tranquilles, sur toute demande régulièrement présentée ; certes l'admission du riche ne pourra en rien grever le public ; quant au malheureux privé de biens et de parents, est-il une société qui consente de le laisser à son affreux dénuement ! Et l'être qui demande ou attend guérison, son admission n'est-elle pas d'une nécessité pressante ! Tout cela il est vrai, ne peut pas être l'œuvre d'un jour, mais devient éminemment nécessaire ; il faut y songer et s'y préparer ; oui, il faut que le Jura prenne son rang parmi les départements qui sont arrivés à cette hauteur.

HONORÉ COLOMB.

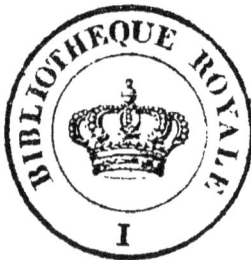

Lons-le-Saunier, Imp. de COURBET.

www.ingramcontent.com/pod-product-compliance
Lightning Source LLC
Chambersburg PA
CBHW050444210326
41520CB00019B/6068